CONSIDÉRATIONS

SUR

L'EMPLOI THÉRAPEUTIQUE

DE

L'IODURE DE POTASSIUM

Par M. P. LAROCHE.

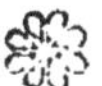

PARIS
IMPRIMERIE DE LACOUR ET COMPAGNIE,
Rue St-Hyacinthe-St-Michel, 33.
1845 1844

CONSIDÉRATIONS
SUR
L'EMPLOI THÉRAPEUTIQUE DE L'IODURE
DE POTASSIUM

Par M. P. LAROCHE
Interne de M. Lisfranc à l'hôpital de la Pitié.

L'iode pur, ou en teinture, irrite promptement le tube intestinal ; lorsqu'on l'administre sans ménagement, il détermine aisément des accidents toxiques. S'il est supporté dans le principe, on ne peut le continuer longtemps sans voir les malades maigrir, éprouver dans la bouche un sentiment de sécheresse, un goût métallique désagréable ; le pouls s'accélère, devient petit ; le facie est empreint de souffrance ; enfin un grand abattement se manifeste. Si la dose est très forte, il survient des vomissements de matières jaunâtres, et, dans ces circonstances, la mort peut arriver promptement. L'autopsie fait voir la muqueuse intestinale ramollie dans toute son étendue ; sur quelques points, des ulcérations profondes, bordées d'une auréole blanchâtre (Orfila) ; d'autres fois, et c'est M. Devergie qui l'a remarqué, la tunique interne est soulevée par un état emphysémateux du tissu cellulaire sous-jacent. De ce rapide exposé, il résulte :

1° que l'iode mal administré peut amener des accidents graves. Ce métalloïde n'a pas été employé dans des cas tout à fait identiques; de là, des revers qui ont amené le blâme qu'on lui a déversé; 2° que l'iode pur est un médicament difficile à manier, et, pris à l'intérieur, il ne peut être longtemps continué sans entraîner des accidents sérieux.

L'iodure de potassium possède toutes les propriétés médicales de l'iode pur, et en a de moins les inconvénients; c'est ce que nous espérons pouvoir démontrer dans le cours de ce travail : nous savons parfaitement qu'à très haute dose, il est un poison violent; mais lorsqu'on l'administre par petites quantités, il est non seulement inoffensif, mais encore un des agents les plus précieux de la thérapeutique. Tout ce qui a trait à son application dans les affections scrofuleuses a, depuis longtemps été traité par de savants observateurs : je veux parler de MM. Coindet et Lugol; pour les maladies tuberculeuses de la peau, Biett en a tiré tout le parti possible. Dans ces derniers temps, MM. Puche et Ricard l'ont employé avec un héroïque succès contre les vieilles syphilis, en particulier, pour combattre les accidents tertiaires de cette affection. Aujourd'hui, M. Lisfranc obtient, avec ce précieux médicament, de véritables prodiges dans plusieurs affections chirurgicales, telles que les tumeurs blanches, les névroses, les ulcères des jambes, les engorgements du sein et du testicule, la syphilis chronique et quelques maladies de la peau. Il me suffira, pour établir l'importance de mon sujet et les services que cet agent thérapeutique peut rendre à l'humanité, de dire qu'il y a maintenant dans nos salles, à l'hôpital de la Pitié, sept malades qui avaient été condamnés, par d'habiles praticiens, à subir l'amputation, soit de la jambe, soit de la cuisse, et qui sont ou guéris ou dans un tel état d'amélioration, que leur complète guérison, sans mutilation, doit être regardée comme certaine, grâce à l'iodure de potassium.

Il est d'ailleurs une classe de malades, malheureuse catégorie, bien digne de la sollicitude du médecin, et chez lesquels l'iodure de potassium apporte de grands soulagements : ce sont *les cancers* incurables de certains organes. Quand nous en arriverons à ce chapitre, nous citerons des cas de cancer de l'utérus et du sein, déjà très étendus, et dont les progrès ont été arrêtés subitement par l'emploi de l'iodure de potassium. Chez ces malades, il existait de violentes douleurs qui se sont apaisées pour ne plus reparaître, ou pour ne revenir qu'à de très longs intervalles.

§ I. Mode d'administration. — Quand on soumet un sujet au traitement par l'iodure de potassium, il est indispensable de sonder, si je puis m'exprimer ainsi, sa capacité pour ce médicament; car tel individu pourra d'emblée en supporter quatre grammes par jour, tandis que tel autre sera incommodé par un ou deux décigrammes. M. Lisfranc rapporte à ce sujet que, voulant traiter par ce médicament une dame forte, sanguine, et qui portait un engorgement de l'utérus, il lui en prescrivit deux décigrammes qu'elle devait prendre en deux doses, une le matin à jeun, et l'autre le soir, quatre heures après le dernier repas; et que, malgré cette faible quantité, il y eut, après l'administration de la dernière fraction, de véritables accidents toxiques. Dans un autre cas, et pour les mêmes motifs, M. Lisfranc ne prescrivit qu'un décigramme de cette substance, également en deux doses, devant être prises aux mêmes heures et comme chez la malade précédente; il y eut intoxication. On voit donc combien il est urgent de tâtonner au début, d'agir avec prudence, si l'on veut se mettre en garde contre des événements fâcheux. Aujourd'hui, M. Lisfranc administre l'iodure de potassium seul; autrefois, à la quantité d'iodure qu'il faisait prendre, il ajoutait cinq à dix centigrammes d'iode pur; mais il a remarqué que les irritations intestinales fréquentes, auxquelles étaient sujets les malades soumis à cette médication, devaient être rapportées à cette addition; que, de plus, le médicament, ainsi formulé, ne présentait pas d'avantages réels sur l'iodure de potassium seul; aussi, l'a-t-il complétement supprimé, et, depuis lors, il peut, sans inconvénient, continuer longtemps ce traitement, sans que l'économie en paraisse fatiguée.

L'observation des phénomènes qui accompagnent son administration sont, pour le succès, de la plus haute importance; aussi, allons-nous entrer dans quelques détails. La formule adoptée par M. Lisfranc, est la suivante :

P. **Eau de tilleul. . . . . 150 gm. (5 onces).**
Sirop d'écorces d'oranges amères. 30 gm. (1 once).
Iodure de potassium. . . . . . . 1 gm. (20 grains).

On en fait prendre, matin et soir une cuillerée à bouche dans un verre d'eau sucrée, de décoction de saponnaire ou d'infusion de houblon (le matin avant le déjeûner, et le soir quatre heures après le dernier repas). Cette quantité est consommée en huit jours environ; on la fait préparer de nouveau en augmentant de cinq décigrammes (10 grains) l'iodure de potassium; la troisième fois, on en prescrit deux grammes, et ainsi de suite tous les huit jours. L'iodure de potassium est augmenté dans cette proportion; on peut arriver ainsi à dix, douze, quinze et même vingt grammes dans la même quantité de véhicule : M. Lisfranc ne dépasse que très rarement ces limites. On voit donc qu'en débutant, le malade ne prend que quinze centigrammes environ (3 grains) d'iodure par jour; et que, dans tous les cas, si ce médicament peut, à cette dose, occasionner quelques accidents, ainsi que nous l'avons dit, ils seront légers et indiqueront, d'une manière certaine, la susceptibilité du sujet; mais, le plus ordinairement, il n'arrive rien, et la préparation est parfaitement tolérée; alors le malade la prend régulièrement jusqu'au moment où il survient une contre-indication.

§ II. Effets sur l'économie.— Sous l'influence de l'iodure de potassium, la santé générale s'améliore ordinairement; cet excellent résultat est surtout manifeste chez les sujets lymphatiques qui portent depuis longtemps des nécroses accompagnées de fistules donnant issue à une abondante suppuration, ou qui sont plongés dans le marasme par suite d'une tumeur blanche avancée. Il n'est pas rare de voir ces sortes de sujets, après le premier septenaire de traitement, sortir déjà de leur abattement, leur peau pâle et décolorée revenir à son type primitif, leur figure être moins cadavéreuse, l'existence enfin reparaître dans le jeu de la physionomie. Un fait remarquable appuiera cette proposition : —un homme, âgé de 48 ans, exerçant la profession de serrurier, couché au n° 3 de la salle Saint-

Antoine, reçut, il y a un an, un coup sur la partie inférieure de la cuisse; un abcès survint; il fut ouvert; une nécrose s'est déclarée au tiers inférieur du fémur qui s'est dénudé dans presque toute sa circonférence; cinq ou six trajets fistuleux existent sur le même point, ils donnent passage à un quart de litre de pus environ, par vingt-quatre heures. Dans un des hôpitaux de Paris, on proposa à cet homme l'amputation de la cuisse; n'ayant voulu s'y soumettre, il revint chez lui; quelques jours plus tard, il demanda son admission à l'hospice de la Pitié. A son entrée, outre la lésion locale que nous venons de faire connaître, cet homme présente un état de marasme et de maigreur difficile à décrire; l'amputation de la cuisse fût-elle impérieusement commandée, il n'était pas possible de la pratiquer actuellement, le délabrement organique où cet homme est arrivé s'y opposant; il vomit tous les aliments, les potages même les plus légers; quelques cuillerées de bouillon seulement peuvent être supportées. On lui administre une faible dose d'iodure de potassium; il commence à prendre un peu de nourriture substantielle qui passe très bien; l'assimilation se fait, et, sous peu, il pourra supporter l'amputation de la cuisse, si M. Lisfranc est obligé d'en venir à cette extrémité. Ainsi, il est bien évident pour nous, et l'observation en est journalière, qu'en général les malades engraissent sous l'influence de l'iodure de potassium.

Si l'iodure de potassium possède d'immenses avantages, il n'est cependant pas sans entraîner quelques inconvénients bien minimes, à la vérité, en raison des services importants qu'il rend journellement.

Parmi ces inconvénients, il en est un bien plus sensible aux yeux du monde qu'à ceux des pauvres malades des hôpitaux, accoutumés, pour la plupart, à une existence pénible et souvent très misérable : je veux parler de l'amertume que le médicament présente. Les femmes, surtout, y sont extrêmement sensibles; c'est le matin, au reveil, que la muqueuse buccale est sèche et donne, pendant quelque temps, une saveur astringente métallique, très désagréable. Ordinairement, cette saveur cède aux soins de propreté; le brossage des dents, les gargarismes d'eau fraîche, la font disparaître. Si elle persiste, un bon moyen consiste à faire mettre une cuillerée ordinaire d'alcolat de cochléaria dans un demi-verre d'eau simple, faire frictionner les dents et gargariser la bouche avec ce liquide. Un autre offre un caractère sérieux; il consiste dans une éruption cutanée, que le remède détermine quelquefois; mais cela s'observe moins fréquemment avec l'hydriodate de potasse. qu'avec l'iode pur. Lorsqu'elles se manifestent, ces éruptions inquiètent les malades; elles sont ordinairement de l'ordre des exanthèmes aigus (érythème urticaire). Si l'action du médicament est continuée, elles prennent le caractère de l'*exéma* et du *prurigo*. Dans quelques cas, surtout lorsque l'éruption se déclare à la face il s'y ajoute une sorte d'engorgement du tissu cellulaire sous-cutané, formant des saillies, qui simulent l'apparence des tubercules. Il ne faut nullement s'inquiéter de ces phénomènes; si la maladie principale est grave, on doit continuer le traitement; dans le cas contraire, il convient de le cesser pour le moment, et, après quelques jours de repos, tout rentre dans l'ordre, et rien ne reparaît après la reprise de l'iodure de potassium. Ce qu'il y a de remarqnable et de particulier, c'est que ces maladies de la peau ne laissent après elles aucune trace de leur existence. Un auteur étranger, M. Wallace, signale encore une salivation analogue au ptyalisme mercuriel, comme effet du médicament, et, en outre, l'apparition de pleurésies aiguës. Nous devons dire cependant, que sur plusieurs centaines de cas que nous avons observés dans le service de M. Lisfranc, jamais rien de pareil ne s'est présenté. On sait d'ailleurs que Bréra guérissait, au contraire, par l'iode ou par l'iodure de potassium, la salivation produite par les préparations mercurielles. On a aussi cru voir, par l'usage de l'iodure de potassium, le flux menstruel augmenter; mais cet effet paraît appartenir plus spécialement à l'iode pur, ce qui l'a fait employer avec succès dans l'aménorrhée.

Examinons maintenant ses avantages. Après nous être expliqué, touchant son influence sur la santé générale, nous allons donc entrer dans des particularités. On ne remarquera pas sans étonnement que ce médicament, administré dans la syphilis chronique, dans les nécroses et exostoses syphilitiques, maladies dans lesquelles il opère des prodiges, son action se produit, malgré l'irrégularité du régime, malgré l'abus des alcooliques, si nuisibles dans les traitements ordinaires. Les douleurs ostéocopes cèdent promptement, et nous pouvons dire merveilleusement, sous l'influence de l'iodure de potassium; dans la majorité des cas, elles disparaissent en deux ou trois jours pour ne plus revenir. Un fait des plus curieux appuiera suffisamment cette proposition. Nous avons actuellement, salle Saint-Antoine, n° 14, un vieux Polonais qui est arrivé avec une vérole constitutionnelle des plus intenses; il était affecté de nécrose de presque tous les os volumineux de l'humérus, du radius, du cubitus, du fémur, du tibia, du péroné; ulcérations de la voûte palatine et de l'arrière-gorge, douleurs ostéocopes épouvantables. Ce malheureux ne pouvait dormir; toute la nuit, il la passait à se plaindre et crier: dans le jour, c'était avec beaucoup de peine qu'on pouvait lui faire exécuter quelques mouvements nécessaires à ses pansements; on lui administre la potion iodurée; le troisième jour, plus de douleurs nocturnes. Aujourd'hui, ce malade est dans un état très satisfaisant; mais il n'y a pas moins de deux ans qu'il est en traitement.

Tout le monde connaît la tendance qu'ont les accidents syphilitiques tertiaires de se localiser quelquefois sur le rectum et d'y produire tous les symptômes propres au cancer; ceci est tellement vrai pour M. Lisfranc qui a tant étudié ce genre de malades, et qui, par cela même, en reçoit un très grand nombre dans son service, débute constamment par le traitement anti-syphilitique, quelle que soit l'évidence du cancer. Ce traitement a pour base l'iodure de potassium, aidé, bien entendu, de tous les auxiliaires que réclament les circonstances (compression, etc). Huit fois sur dix, M. Lisfranc guérit ainsi ces prétendus cancers. Ma première observation en fournit un exemple des plus intéressants; on voit que, chez l'homme qui en fait le sujet, rien ne manquait pour diagnostiquer un cancer. Ce prétendu cancer était d'ailleurs trop élevé pour songer à son ablation, puisque le doigt indicateur n'atteignait pas la limite supérieure. Aujourd'hui, ce malade est guéri.

1er *Fait.* **Maladie du rectum simulant un cancer.** — Le nommé Petit Louis Honoré né à Plagny (Oise) est entré, salle Saint-Louis, no 25, le 1er octobre 1842; il nous apprit, que deux ans auparavant, il avait eu un abcès à la marge de l'anus, qui s'ouvrit seul; on y avait employé quelques émollients, et le foyer ne s'étant pas cicatrisé, il en résulta une fistule à laquelle le malade ne fit pas attention. Il continua à exercer son état de menuisier; deux mois après. il en survint un second, qui, comme le premier, s'ouvrit spontanément; même négligence; autour des deux ouvertures restées fistuleuses, il survenait un bouton volumineux, blanchissant au bout de quelques jours et laissant échapper quelques gouttes de pus. Un an s'écoula ainsi, et cet homme, atteint d'une fièvre intermittente qui résista dans son pays, vint à Paris et entra à l'hôpital de la Pitié, dans un service de médecine. Pendant six mois il fut traité convenablement, et ce n'est qu'après ce laps de temps, que le sulfate de quinine le débarrassa de sa fièvre. Durant ce traitement, les boutons avaient continué à paraître, ses fistules persistaient, de violentes douleurs s'étaient manifestées; il vint demander conseil à M. Lisfranc: voici son état lors de son entrée dans notre service.

Il est pâle, teint jaunâtre, plombé; il est fort amaigri, éprouve un engourdissement dans tout le bassin, douleurs lancinantes qui ressemblent, dit-il, à de longues aiguilles enfoncées dans l'anus: défécation pénible, difficile, très douloureuse; il s'échappe par la partie inférieure du rectum un pus ichoreux, d'une repoussante fétidité; par le toucher, on s'assure que l'intestin a diminué de capacité, qu'il est rempli de nodosités et de masses fongueuses, qui laissent échapper une grande quantité de sang, toutes les fois qu'on y pratique le toucher. La maladie s'étend très haut; ses limites sont hors la portée du doigt indicateur. Quand il marche, il sent, dit-il, une pesanteur sur le périnée, et, toujours d'après ses propres expressions, il lui semble que son anus va se détacher.

Interrogé s'il avait contracté la vérole, il dit avoir eu à 27 ans une chaudepisse, mais jamais de chancres ni bubons, son écoulement avait duré huit mois, et ne s'était jamais renouvelé. L'étendue du mal exclut toute idée d'opération; d'autre part, M. Lisfranc n'étant pas rassuré complétement sur la véracité du commémoratif, il a d'après son habitude, dans tous les cas de ce genre, soumis le malade à un traitement antisyphilitique à l'aide de l'iodure de potassium. On lui en a donc prescrit deux grammes par jour; on fait en même temps sur le pourtour de l'anus, une friction avec de la pommade d'iodure de plomb. Alimentation légère, repos absolu. Deux mois se passent, et déjà les douleurs qui empêchaient ce malade de dormir ont à peu près disparu; les fistules des anciens abcès se cicatrisent; on porte à trois grammes la dose du médicament. Après quatre mois de traitement, un nouvel abcès se manifeste, il est ouvert; son ouverture reste fistuleuse, mais déjà il n'y a plus de douleurs, les matières stercorales traversent l'intestin sans produire de douleur, le doigt, porté dans l'intestin, le traverse librement, une notable amélioration est positivement constatée. Aux moyens précédemment indiqués, on ajoute la compression, à l'aide d'une forte mèche enduite de cérat et portée dans le rectum, six grammes d'iodure de potassium par jour. Le 8 juin 1843, ce malade est presque complétement guéri, la face interne de l'intestin a repris sa souplesse et son velouté habituels, une petite fistule persiste encore mais elle ne donne pas un gramme de suppuration par 24 heures; les indurations et les végétations internes ont complétement disparu.

L'an dernier, un malade, qui s'était trouvé tout à fait dans le même cas, qui avait présenté les mêmes phénomènes est guéri pareillement par les mêmes moyens. Ayant succombé plus tard à une pneumonie, l'autopsie nous montra un intestin complétement réparé ; la muqueuse, seulement laissait appercevoir quelques traces de cicatrices.

Ce que je viens d'avancer est important, car il eût pu arriver que, ne voyant qu'un cancer trop étendu pour recevoir les secours de la chirurgie, on l'aurait peut-être abandonné à lui-même, et le malade n'aurait pas tardé à succomber. Le nombre considérable de malades qui se présentent dans ces conditions donne au fait précédent la plus grande valeur.

Il est un genre de maladies qui, naguère, réclamaient généralement l'amputation : je veux parler de la nécrose des membres, affection très fréquente, surtout chez les jeunes sujets à constitution lymphatique et scrofuleuse, qui encombrent nos grandes cités. Grâce aux progrès récents de la thérapeutique, l'amputation n'est plus, dans ces cas, qu'une rare exception, et je crois me placer au-dessous de la vérité, en disant que, dix fois sur douze, l'iodure de potassium fait prompte justice de cette grave maladie Voici quelques faits qui justifient les assertions précédentes et que je choisis au milieu d'un grand nombre de ce genre que je possède.

2e *Fait.* **Nécrose du fémur.** *Amputation refusée. Guérison sans opération.* — Autré, Hyppolite, 18 ans, né à Paris, fit une chute le 1er octobre 1841, il en résulta une arthrite aiguë au genou ; le traitement de cette maladie, ayant été mal dirigé, elle passa promptement à l'état chronique. Le tiers interne et inférieur de la cuisse devint dur, et augmenta beaucoup de volume ; le malade s'adresse aux sœurs Saint-Thomas, qui lui établissent un cautère sur ce point. Durant six mois, il est traité par les sœurs de cet établissement, il n'éprouve aucune amélioration, l'ulcération est profonde, l'articulation du genou a perdu ses mouvements, et la jambe est fléchie sur la cuisse. Admis dans un service de chirurgie des hôpitaux, il a été convenablement traité. Le mal s'est amendé beaucoup, trois esquilles étaient sorties, mais, ensuite, une nouvelle recrudescence détermina des accidents tels, que l'amputation a été proposée: les parents du malade s'y sont opposés.

Entré à la Pitié, le 13 août 1842, salle Saint-Louis n° 7, il présente l'état suivant: le tiers inférieur de la cuisse a triplé de volume, et ne forme plus qu'une masse dans laquelle les saillies musculaires ne sont plus appréciables; une tumeur formée par le fémur hypertrophié occupe la même étendue: l'articulation du genou est libre et ne présente pas d'altération; la jambe cependant est toujours fléchie sur la cuisse: la fistule par laquelle on s'assure que l'os est dénudé livre une très grande quantité de sérosité roussâtre; douleurs lancinantes excessivement vives, la cuisse, la jambe, et même le pied ne peuvent se mouvoir sans déterminer des souffrances atroces. Le malade est très maigre, sa santé générale en est fort délabrée. Durant le premier mois, on pratique, dans la fistule, des injections chlorurées: on recouvre le mal d'un cataplasme émollient, on commence alors le traitement par l'iodure de potassium (deux grammes, dans cent quatre-vingts grammes d'eau de tilleul, à prendre par cuillérées à bouche, matin et soir, dans un verre d'infusion de houblon), pas d'accidents du côté des voies digestives, la santé générale s'améliore, le médicament est bien toléré; tous les quinze jours, la quantité de l'iodure de potassium est augmentée de cinq décigrammes, et au mois de janvier 1843, ce jeune homme en prend quatre grammes par jour. L'engorgement des parties molles diminue d'abord, mais la tumeur osseuse est toujours la même: de temps à autre, (tous les mois environ), on fait une application de sangsues en petit nombre: on fait encore une friction avec la pommade d'iodure de plomb. Au mois de février 1843, une esquille est expulsée, un mois après, une seconde, enfin une troisième, une quatrième; cette dernière est large et cylindrique, et paraît être la table externe du fémur. Depuis le mois d'avril, le fémur diminue de volume ; le 9 juin 1843, la fistule est cicatrisée, la jambe parfaitement étendue, et l'os de la cuisse présente son volume normal guéri.

3e *Fait.* **Nécrose grave du tibia.** *Amputation refusée. Guérison sans opération.* — Landry Oscar, né à Clermont, Puy-de-Dôme, entré le 4 novembre 1842, salle Saint-Louis n° 13, âgé de 17 ans, vit paraître, vers la fin d'août 1841, sur le coude-pied, une petite tumeur grosse comme un œuf de pigeon, et contenant un liquide ; en même temps, la jambe gauche prit un grand accroissement, elle devint énorme, car elle avait le triple du volume ; ce malade souffrait beaucoup ; quelques remèdes empiriques ne firent qu'augmenter les douleurs. C'est dans cet état qu'il arriva à Paris. Indépendamment des lésions que nous venons de mentionner, il y avait sur le tiers inférieur de la jambe deux fistules conduisant au tibia. Quelques jours après, six autres trajets fistuleux se sont ouverts, par tous ces points, on constate la dénudation du tibia. Cet os est nécrosé dans un espace de cinq pouces environ. Ce jeune homme s'est rendu à Paris, parce que, visité par un homme de l'art, l'amputation de la jambe lui fut proposée, comme le seul moyen de conservation.

M. Lisfranc le soumet au traitement par l'iodure de potassium, il débute par deux grammes, dans 180 grammes d'eau distillée, cataplasme émollient sur les plaies, et plus tard pansement simple ; on a successivement porté l'iodure de potassium à quatre grammes par jour, et continué ainsi jusqu'au 25 mai 1843. Le malade, à cette époque, est atteint d'une amygdalite extrêmement intense qui fait renoncer au traitement ; mais d'ailleurs, il n'en est plus besoin, car le malade est complétement guéri. Dans ce cas, comme toujours, la santé générale a été améliorée à un point vraiment étonnant ; les douleurs se sont arrêtées ; les trajets fistuleux, après avoir laissé échapper deux ou trois esquilles, se sont cicatrisés, l'engorgement des parties molles a complétement disparu, et, aujourd'hui, ce membre est tout à fait revenu à l'état normal.

4e *Fait.* **Nécrose grave du tibia.** *Amputation refusée. Guérison sans opération.* — Milon, (Réné) âgé de 42 ans, commis voyageur, né à Nantes. Au mois de juillet 1841, il entra à l'hôpital St-Antoine pour être traité d'une pleuropneumonie; pendant son séjour dans cet hôpital il lui survint sur la crête du tibia gauche, une petite tumeur adhérente à cet os, offrant d'abord le volume d'une lentille, puis d'un haricot; le membre alors prit subitement un volume considérable. Le malade dit que ce membre était trois fois plus volumineux qu'à l'état ordinaire: cette tuméfaction était accompagnée de très violentes douleurs et la petite tumeur, s'ouvrit spontanément. Quoique les renseignements fournis par ce malade ne soient pas très exacts, on peut penser néanmoins, qu'il fut traité, par l'iodure de potassium, mais à plus haute dose que ne l'emploie M. Lisfranc; sa guérison était à peu près complète, quand il fut atteint d'un crachement de sang, qui fit cesser l'emploi de l'iodure de potassium. Sur ces entrefaites, il sortit de l'hôpital, et se croyant guéri, il se livra à ses occupations habituelles, pendant six jours il marcha beaucoup; c'est alors qu'un vaste abcès se déclara sur le tiers supérieur de la jambe, il se fit recevoir dans un service de chirurgie et son abcès fut ouvert. La jambe acquit de nouveau le volume qu'elle avait présenté sur le point occupé par la collection purulente; la peau est décollée dans une grande étendue; le tibia, sa face interne, et sa crête sont dénudés dans l'étendue de neuf centimètres; suppuration très abondante. Vu la gravité du mal, l'amputation de la cuisse est proposée, le malade ne veut pas s'y soumettre, et vient réclamer les soins de M. Lisfranc. Il est excessivement maigre, ne dort pas, et ne peut supporter aucun aliment solide. On commence chez lui, par deux grammes d'iodure de potassium dans 180 grammes d'eau de tilleul, cataplasme émollient sur les plaies : pendant quinze jours, le traitement ne produit que très peu d'amélioration, mais alors la santé générale se relève, les douleurs diminuent, et le malade commence à prendre des aliments. M. Lisfranc pratique deux contre-ouvertures à la partie postérieure de la jambe, dans le but d'empêcher le séjour du pus : après un mois, l'état, de ce malade s'est singulièrement amélioré, il n'y a plus de douleurs ; on commence les frictions sur le membre avec la pommade d'iodure de plomb. Au mois de mars 1843, des accidents étrangers à sa maladie font abandonner, pendant quelques temps, l'iodure de potassium, un mois de repos paraît suffisant, et dans le courant d'avril il reprend quatre grammes d'iodure de potassium par jour. Le malade marche franchement vers la guérison, et le 28 juillet 1843, il ne reste plus qu'une très petite plaie sans importance.

Quand la nécrose est étendue, que la suppuration abondante infiltre les tissus et se fait jour au loin, on en facilite l'écoulement par des contre-ouvertures appropriées. Quand les parties molles environnantes sont engorgées, on met en usage divers moyens résolutifs ; je ne les détaillerai pas ; je dirai seulement que la base du traitement est toujours l'iodure de potassium à l'intérieur. Nous avons vu, dans le service de M. Lisfranc, un très grand nombre de nécroses des phalanges, par suite de panaris, et qui semblaient réclamer impérieusement l'amputation du doigt, guérir néanmoins ; le doigt reprendre ses mouvements, après avoir été longtemps dans une complète immobilité. Les mêmes observations sont applicables à une foule de cas de tumeurs blanches que nous avons vu guérir à la clinique de M. Lisfranc. Nous nous contenterons de ne rapporter qu'un seul exemple.

5e *Fait.* — **Tumeur blanche au genou.** *Complications graves, amputation refusée, guérison sans opérations.* — En 1839, Stochey (Victor), âgé de 28 ans, cultivateur aux environs de Mulhouse, s'étant chaussé avec des bottes trop étroites il fit deux lieues à pied pour se rendre à une fête, où il dansa une nuit entière. Il fit le lendemain le même trajet pour regagner son domicile : mais il fut obligé de couper ses bottes pour les retirer, et ressentit une très vive douleur sur l'articulation tibio-tarsienne. Il continua, malgré cela, son service de garçon de ferme, et porta des sabots, ce qui augmenta ses douleurs. Au bout de sept ou huit jours, il vit une tumeur se développer sur le coude-pied, et dans l'espace de quinze jours, elle atteignit le volume du poing, et resta stationnaire : la marche devint alors tout à fait impossible, les douleurs intolérables. S'étant adressé à plusieurs charlatans de sa contrée, il n'en obtint aucun soulagement.

Deux mois après l'apparition des accidents que nous venons de signaler, il ressent dans le genou de petites douleurs et une sorte d'engourdissement qui l'empêche d'exécuter avec facilité les mouvements de l'articulation ; il y survient de la chaleur, de la douleur ; l'articulation se tuméfie, augmente de volume ; les douleurs, d'abord passagères, deviennent permanentes ; il suit, dans cet état, plusieurs traitements ; il s'adresse successivement à toutes les sommités médicales, mais son état ne s'améliore pas. Après huit mois la maladie a fait de tels progrès qu'on lui propose l'amputation de la cuisse. Ne voulant y consentir, et d'après les conseils d'un pharmacien, qu'il connaissait, il emploie ses dernières ressources à faire le voyage de Paris, et vient demander son admission dans le service de M. Lisfranc.

La tumeur blanche est très avancée, le genou augmenté du tiers de son volume ; il forme une masse dans laquelle sont complétement dissimulées toutes les parties constituantes de l'articulation, la jambe est légèrement fléchie sur la cuisse ; il existe beaucoup de douleurs, la rotule est le seul point appréciable, et elle est dans une complète immobilité. La tumeur tendineuse est dure et donne la sensation d'un corps fibreux, elle est ovale et se prolonge en haut; on en distingue à partir des tendons du jambier antérieur et l'extenseur propre du gros orteils; elle siége sur la face antérieure de l'articulation tibio-tarsienne et a paralysé les mouvements du pied. Sur la jambe, cette partie du membre pelvien est très amaigrie. On prescrit dans les premiers huit jours deux applications de trente sangsues chaque, cataplasmes émollients; quinze jours après, les douleurs sont apaisées, il n'y a plus de chaleur sur l'articulation; on lui administre deux grammes d'iodure de potassium dans la potion déjà plusieurs fois indiquée; pendant quinze jours cette préparation est le seul médicament employé. On l'augmente graduellement, d'après les principes de M. Lisfranc.. On fait des frictions, matin et soir, avec la pommade d'iodure de plomb, tant sur l'articulation du genou que sur la tumeur tendineuse; les douleurs ne reparaissent pas; on ajoute bientôt la compression aux moyens ci-dessus. Après deux mois de ce traitement la résolution commence à se faire; on fait tous les huit jours, au dessus des tumeurs, une petite application de sangsues, dans le but de réveiller la vitalité de ces tissus. Ce traitement réussit à merveille, et le malade sortira bientôt complétement guéri.

M. Lisfranc vient d'employer l'iodure de potassium pour obtenir la cicatrisation de certains ulcères des jambes, et nous pouvons affirmer, dès à présent, que les succès qu'il en a obtenus ont dépassé toutes les espérances qu'il avait pu concevoir; dans l'ulcère, dit atonique, dans les solutions de continuité par cause traumatique, chez les sujets lymphatiques, lesquelles souvent irritées, soit par la marche et le frottement des habits, soit encore par le manque de soin et de propreté, s'étendent, se couvrent de végétations, saignent avec facilité, sécrètent un pus fétide et ichoreux, tout à fait analogue à la sécrétion des ulcérations cancéreuses; dans l'une et l'autre de ces circonstances, la cicatrisation est obtenue dans un très court espace de temps, par le traitement seul de l'iodure de potassium, à l'intérieur, et le pansement simple de la plaie.

6e *Fait.* — **Large ulcère chronique à la jambe** *Amputation refusée; guérison sans opération.* — Guimot (Olive), âgé de 14 ans, berger, de constitution éminemmentlymphatique, vit paraître, au mois d'octobre 1842, sur le point où siége actuellement l'ulcère, une tumeur du volume d'un œuf de pigeon; elle fut ouverte et donna beaucoup de pus et de sang; deux autres collections purulentes se formèrent dans le voisinage de la précédente; on les ouvrit. Les trois ouvertures restèrent longtemps fistuleuses, leurs pourtours s'ulcérèrent, ils ne formèrent bientôt qu'une seule et même plaie. L'ulcère résista aux moyens thérapeutiques ordinaires, et l'enfant fut adressé à un empirique, qui le traita pendant longtemps; la plaie fit de rapides progrès et arriva au point où elle en est aujourd'hui. Cet enfant est de la campagne, son intelligence peu développée; aussi ne peut-on, par ses renseignements, connaître la nature des substances qu'on lui fit prendre, il parle d'onguents et d'un liquide qui le brûlait. Sorti des mains de cet empirique dans un état alarmant, ses parents le conduisirent chez un médecin fort estimé, qui jugea l'amputation de la cuisse nécessaire; la famille n'y consentit pas, et le malade fut envoyé à Paris.

Cet enfant porte sur la face antérieure et interne de la jambe gauche un ulcère qui occupe le tiers supérieur de ce membre, son étendue est de douze centimètres de hauteur et de dix de largeur. L'aspect de cette plaie est des plus alarmants : les bords sont élevés et taillés à pic, sa surface est grisâtre et couverte de nodosités, qui ont quelque analogie, quant à la forme, avec les circonvolutions cérébrales, dépourvues de leurs membranes. Elle exhale une odeur repoussante; elle sécrète un pus ichoreux, sanguinolent; tout enfin fait craindre la nécessité de pratiquer l'amputation de la cuisse. Le sujet est maigre, il ressent dans le membre pelvien de violentes douleurs. Il ne laisse panser sa plaie qu'en poussant des cris. Il est soumis à l'usage de l'iodure de potassium et aux amers à l'intérieur : on débute, chez lui, par deux grammes par jour, et la plaie est pansée simplement. Au bout de huit jours le facies de cet enfant devient meilleur; au centre de l'ulcère on aperçoit un point, qui tend à la cicatrisation. On augmente la dose de l'iodure de potassium, et on la porte à trois grammes par jour. La santé générale continue à s'améliorer, et le point de cicatrisation devient plus large; il s'étend du centre à la circonférence, en même temps les bords de la plaie s'affaissent et tendent aussi à se cicatriser. Après trois semaines de traitement, le petit malade a évidemment engraissé, toute la surface de la plaie est de niveau, et en même temps la cicatrisation marche cette fois de la circonférence au centre; cinq nouveaux points se sont développés et vont bientôt, par leur fusion, diminuer la plaie primitive des trois quarts. Le 6 juillet, il ne reste plus qu'une petite plaie de la largeur d'une pièce de deux francs. Le 28 juillet, cette même plaie a encore diminué, et sous peu de jours ce jeune malade sera complétement guéri, sans autre traitement que l'iodure de potassium à l'intérieur, et le pansement simple de la solution de continuité.

Si la prompte réparation de la solution de continuité est une chose remarquable, ce qui ne l'est pas moins c'est la manière dont cette cicatrisation s'organise sous l'influence de l'iodure de potassium. L'on sait que, dans toute cicatrisation récente, le tissu de nouvelle formation qui vient suppléer la peau détruite est d'abord rouge, mince, tendu, se détruisant et se déchirant avec la plus grande facilité par les moindres efforts d'une marche un peu prolongée, d'une contraction musculaire énergique; de là des récidives excessivement fréquentes. La cicatrice, obtenue à l'aide du traitement que nous préconisons, donne d'emblée un tissu nouveau qui présente tous les caractères de solidité, et que l'on n'obtient par les moyens ordinaires qu'au bout d'un certain temps et après de minutieuses précautions. Cette cicatrice blanchit immédiatement; elle est ferme, résistante et permet de très bonne heure aux malades de marcher et de se livrer à leurs occupations habituelles. Un malade, qui avait été traité et guéri ainsi par M. Lisfranc, fut placé comme infirmier dans son service; pendant six mois, il s'est livré impunément aux exigences de son emploi, et, à cette époque, la guérison n'était aucunement compromise.

L'iodure de potassium est encore une ressource bien précieuse dans les cancers incurables de l'utérus et du sein, etc. Dans la première de ces maladies, l'opium apporte, il est vrai, assez souvent de grands soulagements, mais il n'arrête en rien les progrès du mal; chez quelques sujets, son action s'émousse promptement, et il ne produit plus rien; chez d'autres enfin, il entraîne des accidents cérébraux qui le font rejeter complétement. L'iodure de potassium fait rester longtemps le mal stationnaire, il diminue ou enlève complétement et pour un temps plus long les douleurs, et maintient la santé générale en bon état. M. Lisfranc a, dans sa pratique particulière, un grand nombre de malades qu'il soutient ainsi depuis plusieurs années.

C'est en désespoir de cause qu'il avait administré ce médicament, dont les résultats sont, pour lui, constants et indubitables.

Je terminerai ce travail en rappelant que l'iodure de potassium est l'agent thérapeutique qui rend les plus grands services dans tous les engorgements, dans l'orchite chronique, les tumeurs du sein, les engorgements de la matrice, etc. On s'en convaincra en lisant les beaux chapitres qui ont trait à ces sujets, daus la *Clinique chirurgicale de l'hôpital de la Pitié.* Malgré la facilité avec laquelle les individus, même les plus débiles, supportènt pendant longtemps l'ingestion de l'iodure de potassium il en est quelques uns, néanmoins, chez lesquels, au bout de plusieurs jours, on voit survenir les accidents que nous avons décrits plus haut et qui indiquent assez clairement qu'il faut cesser le traitement : il ne faut pas alors le rejeter complétement, mais bien le reprendre après huit ou dix jours de repos; ce laps de temps écoulé, s'il détermine de nouveaux accidents, on fait encore une pause, puis on recommence. On peut ainsi renouveler les tentatives trois à quatre fois et même davantage; il est excessivement rare qu'on ne parvienne ainsi à le faire tolérer. Dans les maladies sérieuses, qui demandent pour leur curation une grande persistance, on voit survenir, pendant le traitement, quelques phénomènes dont il faut tenir compte. Un malade prend, par exemple, depuis trois mois environ, de l'iodure de potassium; il est traité, je suppose, pour une tumeur blanche, la maladie, qui s'était améliorée dans le principe, reste stationnaire; le sujet a perdu son appétit; il dort moins bien : M. Lisfranc appelle cet état, avec juste raison, saturation iodée ; en effet, l'économie est saturée de ce médicament; outre qu'il ne produit plus rien sur l'affection locale contre laquelle il était dirigé, il fatigue encore la santé générale. Ce serait en vain qu'on en administrerait de nouvelles doses, il ne produirait plus rien; il faut laisser reposer le malade, l'engager à prendre quelque distraction, si toutefois sa maladie ne s'y oppose pas, lui accorder, une nourriture substantielle, des toniques, un peu de vin généreux; si la saison est belle, l'envoyer à la campagne, lui prescrire quelques sucs de plantes amères, puis reprendre, plus tard, le traitement abandonné, dont l'efficacité sera de nouveau appréciée.

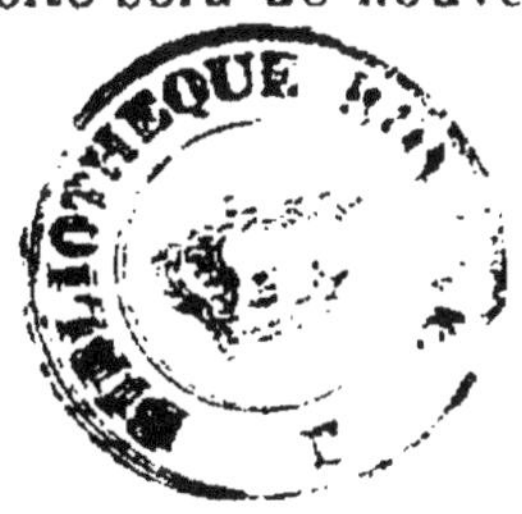

PARIS.— IMPRIMERIE DE LACOUR ET COMP.,
Rue Saint-Hyacinthe-Saint-Michel 33.

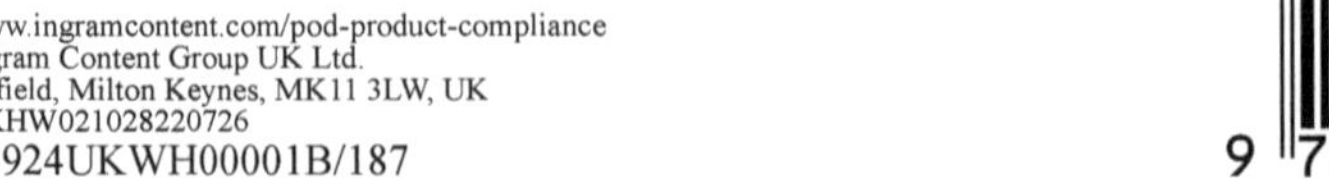
www.ingramcontent.com/pod-product-compliance
Ingram Content Group UK Ltd.
Pitfield, Milton Keynes, MK11 3LW, UK
UKHW021028220726
13924UKWH00001B/187

9 782019 282073